Joyand

AF299505

T2
11
Joyand

LETTRE

SUR LE SIÉCLE

DE PARACELSE,

PAR M. JOYAND,

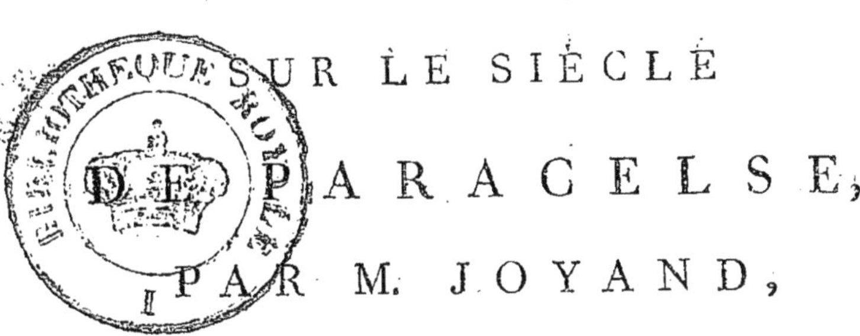

Docteur en Médecine de la Faculté de Besançon,
Médecin de l'Hôpital militaire de Brest.

Indè enascitur, atque oras luminis exit.
(T. LUCRET. de nat. rer. lib. 1.)

JE disais, en écrivant le Siècle de Paracelse :
On ne saurait nier l'existence d'un fluide ani-
mateur répandu dans tous les intervalles des
corps célestes, dans la matière et dans les corps
des trois règnes, où il éprouve des combinai-
sons, des directions et des variétés innombra-
bles. Nos expériences sur l'électricité et sur
l'aimant, sont encore très-peu approfondies ; car
on ne connaît point la liaison naturelle de leurs
phénomènes avec le système de l'univers et
avec la distribution des forces actives, qui ne
ressemblent point à celles que la plupart des
savans modernes ont imaginées, sur-tout depuis
Newton.

A

Que l'on trouve dans l'homme et dans les autres animaux un fluide très-subtil, en état d'agir et de réagir, et communiquant sans cesse avec celui que nous appercevons de toutes parts ; c'est une vérité à laquelle on peut donner le suprême degré de l'évidence, sans en excepter l'évidence mathématique ; et l'on devra des témoignages à celui qui, surmontant l'enthousiasme de la nouveauté, et renfermant son art dans des limites modérées, aura étendu de ce côté nos connaissances et nos moyens de guérison. Peut-être il vaut mieux pour l'humanité, que le génie qui s'occupe des secrets de la nature, avance un peu moins dans ses découvertes, que d'exposer la société à des maux sans nombre, par un mélange d'idées chimériques et dangereuses. On peut renouveler les progrès, quand une fois on est dans le vrai chemin de la nature ; mais il est impossible de réparer les maux passés, et il est très-difficile d'empêcher les maux à venir, en réduisant nos connaissances à leur juste valeur ; car il faut toujours en venir là. L'observation, dans toutes les sciences difficiles et conjecturales, montre que le génie trop ardent a souvent causé les plus grands maux, parce qu'il veut presque toujours précéder la vérité, et qu'il ne se contente pas de la suivre. Que l'homme se livre à ses élans, afin de parcourir des routes inconnues. Son flambeau seul peut l'éclairer dans les ténèbres. Mais, dans ces momens où le génie étonné de lui-même, erre dans les vastes abymes de l'imagination, ébloui de sa propre lumière, qu'il se garde de la prendre pour la lumière universelle de la vérité! Qu'il se dépouille de son enthousiasme; qu'il se compare, qu'il se juge lui-même, qu'il s'expose au jugement de son siècle, afin de se garantir des fausses applications. Son siècle peut se tromper, on l'a vu plusieurs fois; alors il en appelle aux siècles à venir. Mais, dans ce siècle où les connaissances physiques sont bien supérieures à celles qui nous sont parvenues des siècles précédens, *sans voile et sans énigmes*, il est impossible qu'on ne rende pas enfin hommage à la vérité : telle est la marche des grands hommes; telle fut celle de Descartes, de Newton et de Leibnitz; telle doit être celle de M. Mesmer, s'il est jaloux d'obtenir une estime assez distinguée pour le consoler des retards et des contradictions. Quel est l'homme qui n'en a pas éprouvé? Pourquoi donc M. Mesmer ne publierait-il pas et ses procédés, et l'explication des vingt-sept propositions qu'il a avancées? Craindrait-il de se voir obligé d'en restreindre quelqu'une ? Eh bien ! n'est-ce pas le sort de toutes les vérités nouvelles ou renouvelées?

C'est ainsi que j'écrivais de l'extrémité de la Bretagne, où j'étais depuis plusieurs années, lorsque j'appris le décret de la Faculté de Médecine de Paris, contre M. d'Eslon, pour avoir osé suivre M. Mesmer , et attester l'existence du *Magnétisme animal*.

Au commencement de 1780, lorsque je quittai Paris, on y prononçait encore à peine ce nom ; il rampait dans l'obscurité. Deux ans après, la fermentation fut générale ; on en vint aux écrits : mais de toutes les diatribes et de toutes les apologies , il ne tomba entre mes mains que la lettre de M. d'Eslon à la Faculté , et ce fut un de mes Confrères qui me la communiqua. Je desirais connaître les propositions de M. Mesmer : je les vis enfin dans la lettre de M. Court de Gebelin.

Je n'ai jamais eu de correspondance avec aucun Adepte de M. Mesmer , et je n'ai jamais lu, pendant mon séjour en Bretagne , d'autre ouvrage moderne sur le *Magnétisme animal* , que les deux précédens. Dans mes recherches sur Paracelse , j'avais trouvé le systême renouvelé par M. Mesmer : je fis part de mon travail à plusieurs personnes d'un nom et d'un rang distingués, et à deux Médecins employés comme moi par le gouvernement. Je m'étais expliqué sans réserve , et comme on le verra dans l'ouvrage que des circonstances puissantes m'obligent d'annoncer.

J'étais curieux de connaître M. Mesmer , et de le comparer à Paracelse : j'étais certain de connaître les véritables agens du *Magnétisme animal* , et les moyens de communication. Les bruits qui couraient que M. Mesmer employait des agens étrangers, et différens de ceux qui se communiquent d'un animal à l'autre, ne firent qu'augmenter mon desir.

Au commencement de 1784, je reviens à Paris avec ma compilation Paracelsique ; on m'offre à déjeûner dans la maison habitée par M. Mesmer, et l'on me procure une conversation avec lui : elle ne fut pas longue, mais elle me flata par le ton d'aisance et de franchise qui y régna. Je savais que pour obtenir la confidence précieuse, il fallait commencer par lui écrire : le souvenir de ses manières obligeantes m'engagea facilement à cette démarche. M. Mesmer jugea, sans doute, qu'il ne devait pas me répondre directement : il me fit cependant connaître ses intentions par M..... devenu son homme de confiance, depuis que l'inimitié a succédé à sa liaison étroite avec M. d'Eslon. J'ignorais encore, lorsque je lui écrivis, le plan de la souscription ; c'était ma faute : j'appris donc que la différence de cent louis était le seul obstacle qu'il opposât à ma réception. Tout ému de voir un intérêt pécuniaire attaché à la connaissance d'une théorie annoncée pour la théorie de l'univers, je me représente Galilée, Descartes, Newton, Leibnitz, et tant d'autres dont l'intérêt le plus cher fut la gloire de servir les lettres et l'humanité. Je me propose aussitôt de publier le *Siècle de Paracelse*, et, en montrant les découvertes qui appartiennent à Paracelse, d'obliger M. Mesmer à ne plus tenir secret ce que les progrès de la physique, depuis ce *fou* incomparable, peuvent nous faire espérer. Une foule de réflexions vint s'offrir à mon esprit, et ces réflexions suspendirent ma plume : ce fut alors que je me repentis de ma démarche précipitée auprès de M. Mesmer. Il aura toujours ses secrets et des Souscripteurs curieux, puisque j'étois moi-même si empressé ; ma voix, dis-je, ne sera pas entendue, et la difficulté de faire adopter une nouvelle théorie, la multitude d'obstacles bien ou mal suscités contre elle, ne laisseront de moi qu'une idée injurieuse ; je paraîtrai agir par dépit ; je paraîtrai vouloir diminuer le mérite des découvertes attribuées à M. Mesmer ; on m'accusera d'avoir augmenté les déplaisirs d'un homme qui a tant de droits à la reconnaissance de ses semblables ; je paraîtrai envieux de sa gloire, tandis que l'envie n'habita jamais dans mon cœur ! Puisqu'il ne s'agit plus que d'argent, ne donnons pas ce déplaisir à M. Mesmer : encore quelques mois, et je deviens l'Apôtre de Paracelse. Il y a long-temps qu'ils sont écoulés ; le projet de M. Mesmer est rempli, et l'on ne peut m'accuser d'être envieux, ni de sa fortune, ni de sa gloire.

Quoique j'eusse fait part, long-temps avant mon retour à Paris, de l'ouvrage dont celui que j'annonce n'est que le Précis, et que mon projet eût été exécuté en grande partie au milieu des langueurs d'une maladie longue et désespérante, et de mes fatigues dans les hôpitaux pendant la guerre, il s'en falloit bien qu'il eût la perfection dont il est susceptible, pas même celle que je puis lui donner par un travail ultérieur : je l'eusse publié néanmoins tel qu'il était, sans les considérations que je viens de faire connaître. J'attendais, avec tranquillité, qu'un loisir favorable me mît à portée d'y faire les corrections et les additions nécessaires, lorsqu'un autre évènement, préparé d'une façon assez singulière, me fit changer de résolution, et donna naissance à ce Précis.

Une de ces personnes distinguées, auxquelles j'avais communiqué le plan du *Siècle de Paracelse*, sachant que ma démarche auprès de M. Mesmer avait été infructueuse, m'assura que je trouverais chez M. d'Eslon le secret desiré ; elle m'engagea même plusieurs fois, d'une manière fort pressante, à m'adresser à ce Médecin. En m'y présentant, je m'appuyai de son nom respectable et considéré. Après les civilités accoutumées, M. d'Eslon me fit connaître que je devais commencer par lui écrire, afin qu'il pût me proposer à la société de ses Adeptes, qui avoient, me dit-il, comme lui, voix dans les réceptions. Je fus bientôt tenté de croire que je n'obtiendrais pas un succès meilleur qu'auprès de M. Mesmer ; depuis près de deux mois je n'y

comptais plus, et comme je n'avais pas mis le
même empressement que dans mes premières
démarches, je commençais à m'en féliciter, et
à ne plus songer au *Magnétisme animal*, *en vogue
à Paris* ; lorsque M. d'Eslon me fit savoir que
j'étais admis à observer les effets du *Magnétisme
animal*, dans l'une des salles du traitement qui
se faisait chez lui. On sait que ceux de ces effets
qui sont les plus remarquables, quels qu'ils
soient, étaient connus dans tout Paris, même
dans les Provinces, et cités, par quelques personnes, comme des choses très-merveilleuses ; et
par d'autres, comme les effets naturels de la
supercherie, de la faiblesse et de l'imagination.
J'observai les mêmes signes et les mêmes attou-
chemens que l'on avait déja fait connaître au
public, en les ridiculisant, sans les apprécier
cependant ce qu'ils valent : je commençais à
m'impatienter du retard que m'occasionnaient
ces épreuves, que l'on me disait nécessaires ; on
m'annonçait qu'elles devaient durer quinze jours:
il n'y en avait que quatre d'écoulés, que je n'a-
vais cependant pas remplis exactement ; car je
n'assistais que l'intervalle d'une heure au traitement, le matin, et je n'y paraissais pas le soir:
j'appris alors que ma mère était affectée d'une
maladie dangereuse : ce fut un prétexte pour
demander à M. d'Eslon d'abréger le temps pré-
liminaire accoutumé pour la réception, sans
quoi il me devenait impossible de continuer da-

vantage. Il eut l'honnêteté de m'annoncer que le même soir je serais initié. Je sentis mon premier desir renaître, à mesure que l'instant approchait : j'allais vérifier enfin si l'agent désigné dans Paracelse , était le même qui servait de base aux procédés de M. Mesmer. Je ne sais si M. d'Eslon avait là-dessus une connaissance semblable à celle de son maître, qui la lui a contestée, et qui a voulu cependant le citer pour indiscrétion devant le Tribunal des lois : mais je n'entendis que la théorie fort vague *d'un fluide qui agit en se communiquant d'un animal à un autre*, se dirige et se réfléchit, comme le dit M. Mesmer dans ses propositions ; et cette idée est la moindre de toutes celles de Paracelse. La séance de cette réception fut occupée presque toute entière à la lecture des articles et des conditions imposées par M. d'Eslon, qui les proposait à signer avant de dire le mot desiré, et à rassembler tous les Médecins que l'on devait initier en même temps. M. d'Eslon exigeait que chaque initié magnétisât pendant trois mois; dans l'une de ses salles de traitement. Je l'avais prévenu que j'étais sur le point de partir, pour le motif que j'ai fait connaître : comme je m'y disposais, j'appris la convalescence de ma mère ; ensorte que je magnétisai chez lui près de deux mois ; mais je résolus d'assister le moins qu'il me seroit possible aux assemblées qui devoient s'y faire tous les samedis, pour citer les observations relatives au Magnétisme animal , et parler de la manière de diriger l'agent magnétique ; aussi je prétextai toujours, lorsqu'on me fit des reproches de cette négligence , et je n'ai jamais assisté qu'à deux assemblées, dans l'une desquelles on fit lecture d'un mémoire, en présence de M^{rs}. les Commissaires ; dans l'autre , je fis lecture d'une observation que je laissai écrite et signée de ma main. M. d'Eslon avoit promis aux Adeptes de leur faire connaître la composition du *Baquet* , lorsque les trois mois seraient révolus : j'ai évité sur cet article , autant que sur les autres , de demander la moindre lumière : il sait , ou il doit savoir qu'il ne m'a jamais déclaré ce secret ; j'ai évité même d'avoir la moindre conversation sur le Magnétisme animal , avec aucun de ses Adeptes : on voit, sans doute , quel est le motif de cette réserve affectée.

Je ne voulais point que l'on pût m'accuser d'indiscrétion , en publiant le *Siècle de Paracelse* , sur lequel personne ne peut avoir le moindre sujet à réclamation.

Cherchant partout de bonne foi la vérité , je doutois encore que M. d'Eslon possédât le secret de M. Mesmer, qui le lui contestoit. Dans cet intervalle, je fis la connoissance de M......homme connu par ses qualités sociales , et par l'accueil obligeant qu'il fait à tout ce qui peut servir l'humanité. Quoiqu'il sût ce qui m'étoit déja arrivé auprès de M. Mesmer , comme il étoit un des Souscripteurs, il croyoit, par ses conventions , être en droit de me proposer et de me faire recevoir , en joignant à ses instances celles de plusieurs autres Souscripteurs. Comme je n'étois nullement piqué du peu de succès de ma première tentative , je craignis de le paroître si je refusois l'offre de M....... mais je crus devoir lui représenter la difficulté, pour le détourner de cette démarche. Il arriva ce que j'avois prévu : M........ fut refusé. Quelques jours après , il me pria de magnétiser le sujet de l'observation que j'ai lue au Comité chez M. d'Eslon.

Autant je mets de franchise à dire tout ce que j'ai éprouvé à Paris , au sujet du Magné-tisme animal , autant je mettrai de retenue sur les personnalités dont plusieurs personnes se sont rendues coupables envers moi. Malgré la réserve dont j'ai toujours usé , je ne suis ni défiant ni soupçonneux, et je n'ai jamais été en garde contre la calomnie et la mauvaise foi : l'évènement sui-vant en est la preuve.

Dans une conversation que j'eus, au mois de juin 1784, avec M....... parlant des Auteurs qui passoient pour avoir écrit sur le Magnétisme animal avant M. Mesmer , et dont aucun de ceux qui étoient cités par quelques Amateurs de Paris , ne nous paroissoit en avoir traité bien explicitement , je lui annonçai que j'en avois

entre les mains un bien antérieur; je lui fis connoître verbalement tous les chapitres et tous les
passages nécessaires des ouvrages où Paracelse
en traitoit expressément, et sommairement les
articles de sa Physique les plus intéressans. Il
me pria de lui communiquer mon manuscrit :
je ne pus me refuser aux motifs qu'il avoit de
s'assurer clairement des choses que je lui dési-
gnais.... Qu'il ne craigne pas la moindre indiscrétion de ma part, je ne ferai connoître ni sa
personne, ni ses motifs : le temps est venu cependant où il ne peut voir aucun danger à les
avouer. Mais je fus bientôt détourné de tenir
ma promesse, en apprenant, peu de jours après
cette conversation, l'usage que M..... pour
lequel je n'avois pas eu moins de franchise et
de confiance, prétendoit faire de mon travail.
Voilà en abrégé l'évènement qui a donné lieu
au *Précis du Siècle de Paracelse*.

Les personnes qui en connoissent toutes les
circonstances, seront surprises que je ne me
permette pas d'en dire davantage : mais il me
suffit de faire connoître celles qui ont pu me
déterminer à prévenir le Public.

La facilité avec laquelle j'ai communiqué
mon manuscrit, a été l'époque de plusieurs ouvrages qui ont montré le Magnétisme animal
dans Paracelse; celui qui abusa de ma confiance
n'osant paroître sur ce pied, s'est mis en sûreté,
en indiquant secrettement la source où j'ai puisé;

mais il n'a point réussi dans ses projets; car on n'a encore annoncé que des propositions tout-à-fait vagues et indéterminées, extraites de Paracelse et de ses sectateurs, et dans aucun de ces extraits, on n'a conçu ni développé sa doctrine.

Avant le mois de juin 1784, on n'avoit encore rien publié là-dessus. Au mois de juillet de la même année, pendant un séjour que je fis à Besançon, j'initiai plusieurs Médecins chez M. Rougnon, Professeur : je fis la lecture des principaux articles de ce Précis; si bien que la séance dura plus de quatre heures. Le lendemain, aux sollicitations qui me furent faites, je me rendis chez M. Lange, Doyen de l'Université, où se trouvoient assemblés la Faculté de Médecine et MM. les Médecins de cette Ville. J'observai l'ordre suivant dans la lecture de mon manuscrit : la doctrine des anciens sur le système de l'univers et la vie de tous les corps; la doctrine des Alchimistes; enfin particulièrement la doctrine de Paracelse, où, à l'occasion de l'un des deux agens magnétiques désignés par lui, je dis : *Si c'est-là la vertu opposée positive dont a voulu parler M. Mesmer, il ne s'est pas trompé.* J'y exposai une théorie toute nouvelle des maladies chroniques et des maladies aiguës, expliquant particulièrement le frisson, la fièvre et le mécanisme de la contagion. Plusieurs Médecins me firent les mêmes objections que MM. les Commissaires ont publiées quelque temps après dans leur *rapport*; ensorte que je n'y ai trouvé rien de surprenant et de nouveau, que la manière dont ils ont procédé dans leur examen et dans ce *rapport*.

Paracelse est entre les mains d'un grand nombre de personnes : chacun peut s'en procurer la lecture. Aussi en réclamant ce qui m'appartient, je n'ai point l'injustice de prétendre qu'un autre que moi ne puisse y découvrir les mêmes principes, sous le voile dont il les a souvent enveloppés. Mais personne ne l'a fait jusqu'à ce jour; et l'évènement que j'ai rapporté, m'autorise à prévenir contre les éditions imparfaites que l'on donneroit de mon ouvrage, qui a été transcrit plusieurs fois. Je n'accuse donc ni les personnes honnêtes à qui je l'ai confié, ni les savans qui auroient pu chercher comme moi les traces du Magnétisme dans Paracelse et dans les écrits des Alchimistes.

Les principaux articles sont :

PREMIER VOLUME. *L'attraction Newtonienne, physiquement et métaphysiquement impossible, réfutée par ses propres calculs. La force impulsive démontrée dans tous les corps, s'exerce par le moyen d'un fluide extrémement subtil. La translation et la rotation des soleils et des planètes; l'aphélie et le périhélie; le troisième mouvement de la terre, celui que Copernic appelle mouvement de déclinaison, enfin démontré. L'oscillation de toutes les pla-*

nètes. *La lune ne tourne point sur son axe ; sa translation autour de la terre, et ses deux mouvemens de libration, dont l'un en longitude et l'autre en latitude, n'autorisent point à soutenir qu'elle ait ce mouvement de rotation dont la durée soit égale à celle de sa translation. L'apogée et le périgée. Le flux et le reflux. La cause et la loide la chûte et de l'élévation des corps, de la formation et de la direction des météores et de leurs variations. La cause de la cohésion, de la coagulation, du développement, de la dissolution. De l'élasticité, de la réflection et de la réfraction. Divergence et convergence des rayons, loi constamment observée, à quel point méconnue par Newton même, et par les Savans les plus célèbres, est l'objet le plus important de la Physique. Principe immédiat de la lumière et de la chaleur ; principe du froid. Les deux principales vertus opposées positives qui agissent dans toute la nature. Théorie du Magnétisme et de l'électricicé, tirée du chaos des expériences et des systêmes. Théorie du son, de ses quatre harmoniques et de l'octave. De l'explosion et de la projection. Rapports de l'atmosphère, des eaux, des minéraux, des végétaux et des animaux, avec les deux agens magnétiques, démontrés plus particulièrement dans les animaux que dans l'aimant même ; la différence des pôles et des deux vertus opposées positives, y est beaucoup plus sensible. Théorie et division des maladies, suivant ces principes. De quelle manière on doit considérer l'action générale des remèdes, et leurs propriétés spécifiques, etc. etc.*

SECOND VOLUME. *Monumens qui attestent que tous ces principes étoient connus des anciens. Ils ont été la base de l'alchimie. Développés principalement dans Paracelse ; excepté la loi des révolutions célestes, dont il s'est fort peu occupé.*

Il y a quatorze mois que M. Didot en a commencé l'impression. Une complication violente de maladies, en m'éloignant de Paris, m'a fait laisser la correction des épreuves au milieu du premier Volume.

Mon but, dans cette lettre, a été principalement de prévenir toute espèce d'écrit polémique, en donnant un récit non déguisé de ce qui m'est arrivé au sujet du Magnétisme Animal; et je déclare que je ne répondrai à aucun écrit de ce genre.

A Paris, le 30 mai 1786.

Lu et approuvé, ce 13 juin 1786. DE SAUVIGNY.

Vu l'approbation, permis d'imprimer, le 13 juin 1786. DECROSNE.

DE L'IMPRIMERIE DE MONSIEUR. 1786.